AF315139

DÉPOT LÉGAL
Nord
N° 481
1893

LES

QUESTIONS ACTUELLES DE L'OBSTÉTRIQUE

LA SYMPHYSÉOTOMIE

PAR M. EUSTACHE,

Professeur de Clinique Obstétricale.

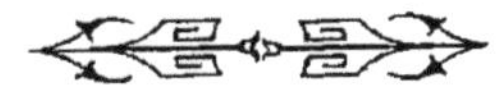

LILLE,

AU BUREAU DU *JOURNAL DES SCIENCES MÉDICALES*,

55, RUE DU PORT.

—

1893.

LA SYMPHYSÉOTOMIE

PAR M. G. EUSTACHE.

L'obstétrique moderne fait de grands progrès : tous les jours de nouvelles questions sont soulevées et étudiées à fond. L'état de cette partie des sciences médicales se renouvelle et se rajeunit avec une intensité extraordinaire. Il importe que tous les praticiens soient au courant de ces progrès, et c'est pour eux que je me propose de résumer quelques-unes de ces questions qui sont à l'ordre du jour.

La circonstance me semble d'autant plus propice qu'un certain nombre a été traité ces temps derniers à la deuxième session de la *Société obstétricale de France* (avril 1893), dont je n'aurai ainsi qu'à condenser les travaux. Notre pays, véritable berceau de l'obstétrique, n'en reste pas moins, quoi qu'on en dise, en très bonne position dans le mouvement scientifique moderne ; la suite le prouvera.

I. — LA SYMPHYSÉOTOMIE.

La *symphyséotomie* est une opération qui consiste dans la section et l'écartement de la symphyse du pubis, afin de permettre l'agrandissement des dimensions du bassin rétréci et l'expulsion d'un enfant vivant à travers les voies naturelles.

Déjà ancienne, puisqu'elle a été pratiquée pour la première fois en 1777 par Sigault d'Angers, elle avait été condamnée dès son apparition et ce n'est que théoriquement qu'elle était mentionnée depuis dans les livres d'accouchement. — Il importe peu aujourd'hui de rappeler les tentatives de restauration qui avaient été faites de ci et de là, et qui n'avaient pas abouti. La symphyséotomie était complètement abandonnée par les accoucheurs ; seuls les Italiens, et principalement les accoucheurs de Naples, la préconisaient et la pratiquaient quelquefois. — C'est de là qu'est parti le mouvement actuel, qui donne à cette opération toute sa captivante actualité.

Ce mouvement est tout récent : il date du mois de janvier 1892, il y a à peine seize mois. — A cette date, les *Annales de Gynécologie*, journal de M. Pinard, publiaient un mémoire de Spinelli, relatant 24 observations italiennes. Le mois suivant, dans un article magistral, M. le professeur Pinard étudie l'opération dans tous ses détails et relate sa première observation. Dès ce moment, la cause de la symphyséotomie est gagnée ; le mouvement se propage avec une intensité véritablement extraordinaire, et les observations se multiplient tous les jours.

M. Varnier, dans un Mémoire communiqué à la Société Obstétricale de France (avril 1893), a établi le *Bilan de la symphyséotomie au 31 mars 1893* : nous ne saurions mieux faire que de lui emprunter les lignes suivantes :

« Partie de Paris aux premiers jours de 1892, l'opération refait ce tour du monde d'où elle était revenue, au commencement du siècle, condamnée à mort sans phrase. — Le 29 avril le mouvement gagne l'Allemagne, le 4 août l'Autriche, le 4 septembre la Russie, le 30 septembre l'Amérique, le 22 novembre l'Angleterre.

» Pour la seule année 1892 et les trois premiers mois de 1893, 6 opérations seulement sont faites en Italie, auxquelles viennent s'adjoindre 82 cas internationaux qui se répartissent comme suit :

France 49
États-Unis 12

Allemagne...............	7
Autriche...............	7
Russie	4
Angleterre	2
Canada......	1 (1) ».

Ainsi, de par la seule impulsion donnée par M. Pinard, voilà une opération presque oubliée la veille, qui devient l'actualité par excellence, et que les accoucheurs de tous les pays adoptent d'emblée. — Décidément, la France est bien le pays de propagande universelle, et il n'y a qu'elle pour marquer le pas au progrès ! Ajoutons tout de suite qu'elle ne fait que reprendre son bien, car la symphyséotomie, française d'origine, a végété tout le temps qu'elle a déserté sa patrie, et ne reprend son essor qu'en y rentrant avec ses lettres de grande naturalisation !

L'essor, en effet, a été surprenant, envahisseur, exagéré même au dire de certains : voyons ce qu'il faut en penser. La discussion qui a eu lieu sur ce sujet à la Société Obstétricale de France, ainsi que dans d'autres Sociétés étrangères, va nous permettre d'approcher de la solution du problème.

OPÉRATION.

L'opération de la symphyséotomie doit être pratiquée, bien entendu, d'après toutes les règles de la méthode antiseptique la plus rigoureuse : c'est là la condition primordiale de son succès.

On n'y procède qu'alors que la dilatation est complète et la poche des eaux rompues, que l'on ait fait ou non au préalable une application de forceps.

---

(1) Ce bilan est incomplet; du moins en ce qui concerne l'Allemagne (Voir *Semaine médicale*, 27 mai 1893. — Congrès de la Société allemande de Gynécologie tenu à Breslau, où il a été parlé de plus de 40 symphyséotomies allemandes et autrichiennes), et l'Amérique qui, d'après le relevé du Dr R. Harris, en comptait 17 à la même date (Voir *Nouvelles archives d'Obstétrique*, 25 mai 1893). Je connais également 2 symphyséomies pratiquées dans le département du Nord (Dr Pruvost, de Raismes et Dr Valin, de Lille), qui n'y sont pas comptées.

La femme est chloroformisée ; puis placée dans la position obstétricale, les jambes maintenues par deux aides dont le rôle est loin d'être indifférent. Ceux-ci, en effet, ne doivent pas se contenter de maintenir les membres inférieurs et le bassin comme pour une application de forceps : ils doivent encore faire exécuter aux cuisses un mouvement léger d'abduction qui facilite la recherche et l'incision du ligament interpubien, accentuer un peu ce mouvement d'abduction après la section de la symphyse de façon à produire un écartement du pubis de 2 à 3 centimètres tout d'abord, de 5 à 6 centimètres plus tard, mais en le réglant, le commandant toujours, c'est-à-dire n'abandonnant jamais les cuisses à elles-mêmes, de peur d'un écartement trop prononcé, dangereux pour les symphyses sacro-iliaques (1).

La région étant rasée, savonnée et entièrement désinfectée, une sonde introduite dans la vessie et laissée en place, l'opérateur, placé à la droite de la femme ou bien entre les deux jambes, pratique une incision médiane de 6 à 8 centimètres partant du limbe supérieur de la vulve et s'étendant de bas en haut jusqu'à 2 centimètres au-dessus du rebord supérieur de la symphyse. L'incision comprend toute l'épaisseur des parties molles qui recouvrent le pubis, et arrive jusqu'aux ligaments antérieurs.

Le bord supérieur est découvert ; le doigt reconnaît la petite dépression qui marque l'union des deux os, et, soit par décollement soit par incision des muscles pyramidaux, s'ouvre une voie par laquelle il contourne le pubis, et se porte en arrière en décollant les tissus de l'os. Puis un bistouri boutonné, ou

---

(1) C'est pour ne pas avoir tenu compte de ce détail que l'un des aides, abandonnant la cuisse qu'il était chargé de maintenir au moment de l'extraction par le forceps par laquelle on terminait une symphyséotomie pratiquée sous mes auspices à la Maternité Sainte-Anne, a été la cause involontaire d'un diastasis de la symphyse sacro-iliaque de ce côté, suivie d'abcès de l'articulation : ce qui n'a pas empêché la terminaison heureuse de l'opération pour la mère et l'enfant. (Observation encore inédite.)

si l'on a à sa disposition la faucille (*falcetta*) de Galviati, est porté au niveau de l'interligne articulaire et sectionne le ligament interpubien de haut en bas. Cette section est conduite lentement, à petits coups, de façon à couper en sciant le ligament triangulaire, sans en dépasser les limites. Il est prudent à ce moment de saisir la sonde placée dans l'urèthre et de la presser fortement en bas de façon à écarter des pubis toutes les parties molles du vestibule et de la paroi antérieure du vagin. — Léopold a bien conseillé de respecter le ligament triangulaire, ce qui ne se comprend pas, car tant que ce ligament n'est pas tranché, les pubis ne s'écartent point.

On a discuté aussi sur la manière de sectionner l'interligne. les uns opèrent de bas en haut, d'avant en arrière, ou d'arrière en avant. — La section de haut en bas, telle que je viens de la décrire, me paraît le procédé le plus simple et le meilleur.

Une fois la section des ligaments achevée, les pubis s'écartent spontanément d'un centimètre ; mais si les cuisses sont mal soutenues cet écartement est plus considérable, et il se produit un véritable effondrement de la paroi antérieure du vagin qui est flottante entre les deux os écartés. — Une hémorrhagie survient par suite de l'arrachement partiel ou de la déchirure des corps caverneux du clitoris — celle-ci a été presque toujours en nappe et peu considérable — dans quelques cas elle a été plus intense et est devenue véritablement inquiétante.

La plaie étant recouverte avec de la ouate phéniquée, on laisse l'accouchement se continuer, les aides se contentant de soutenir les cuisses et de régler l'écartement des os qui va en augmentant au fur et à mesure que la tête fœtale descend. Il peut atteindre 5, 6 et même 7 centimètres sans trop d'inconvénient, mais passée cette limite, il devient dangereux tant pour l'intégrité des parties molles qui parfois ont été déchirées, que pour celle des symphyses sacro-iliaques dont le diastasis devient alors dangereux.

En supposant que tout marche pour le mieux, un écartement de 5 à 7 centimètres détermine une augmentation suffisante non seulement du diamètre antéro-postérieur, mais encore des autres diamètres, pour permettre à la tête de descendre et à l'accouchement de se terminer spontanément. L'accoucheur n'a qu'à surveiller, et à peser sur la tête afin de diminuer l'effort supporté par la paroi antérieure qui menace de se rompre ; plus tard, il referme la plaie.

Mais il est loin d'en être toujours ainsi, et soit à cause du degré de rétrécissement, du volume du fœtus, de l'inertie utérine, ou enfin de l'abondance ou de la persistance de l'hémorrhagie qui devient inquiétante, on doit intervenir et faire suivre la symphyséotomie d'une application de forceps. — Celle-ci sera faite avec le plus grand soin. M. le professeur Fochier, de Lyon, l'a étudiée tout particulièrement, ét voici les indications qu'il donne :

L'application du forceps après la symphyséotomie devra être faite transversalement et la tête maintenue en position transversale et demi-fléchie. Par conséquent, il ne faudra pas dégager en occipito-oblique ni en occipito-pubienne. Après la symphyséotomie , c'est le diamètre transverse qui s'agrandit le plus et les tractions devront être faites en bas et en arrière, jusqu'à ce que la tête ait franchi l'anneau vulvaire — sous ce rapport le forceps Tarnier sera ici de beaucoup supérieur au forceps Levret.

Enfin, quand la tête descend et distend le pont des parties molles découvert par l'écartement des pubis, on devra empêcher la propulsion de ces parties en les soulevant avec le doigt ou avec des crochets mousses. — Mieux vaut s'exposer à une rupture périnéale, ou même faire une périnéotomie, que d'amener la rupture de la paroi antérieure, où sont l'urèthre et la vessie.

Une fois l'accouchement terminé, les aides rapprochent les pubis en appuyant sur les trochanters, l'affrontement se fait facilement. On applique des points de suture pour réunir les parties molles (1), puis un pansement antiseptique. Le bassin est maintenu immobile à l'aide d'un bandage de corps fortement serré qui prend son point d'appui sur les trochanters, ou bien à l'aide d'une ceinture spéciale (Guéniot) ou bien encore dans un lit spécial (Pinard).

Les suites opératoires ont été à peu près nulles dans un grand nombre de cas, et l'opérée a pu se lever et marcher 12, 20 ou 30 jours après. — Les pansements à faire sont les mêmes qu'après toute opération.

Telle est l'opération de la symphyséotomie qui semble et qui est d'une simplicité assez grande, à la portée de tous les praticiens, et qui à ce titre peut rapidement se généraliser. — M. Pinard et M. Varnier, se basant sur cette facilité opératoire et surtout sur les bons résultats obtenus, voudraient que l'on arrivât d'emblée à cette généralisation. Disons pourtant que cette simplicité n'est pas constante, et que l'opération peut présenter des difficultés et des dangers réels, qui ont été observés, du reste, un certain nombre de fois.

Il ne faut pas qu'un praticien puisse croire que rien n'est plus simple que de faire une symphyséotomie, qu'il n'est pas besoin d'une éducation spéciale, d'aides et de soins spéciaux.

Il est à remarquer que parmi toutes les opérations publiées il n'en est qu'une ou deux qui aient été pratiquées dans la clientèle privée, et non sans difficultés sérieuses, et par conséquent il est bon de dire que, jusqu'à nouvel ordre du moins, la symphyséotomie est une opération d'hôpital ou de maternité, et non une opération courante. — Ceci ne saurait être pourtant d'une importance considérable, car combien d'opérations que l'on croyait ne pouvoir être pratiquées que dans un milieu spécial, sont aujourd'hui à la portée de tout le monde! Témoin : la laparotomie.

Le praticien doit savoir que des dangers très graves peuvent survenir pendant l'opération, tels : l'hémorrhagie, la subluxa-

---

(1) En Allemagne, la suture osseuse est très en honneur.

tion des symphyses sacro-iliaques, la déchirure du vagin, de l'urèthre et de la vessie, que la consolidation ne marche pas toujours avec la même rapidité, etc., en sorte que nous ne sommes pas éloigné de dire avec M. le professeur Fochier :

« Nous sommes dans un moment où il faut exagérer plutôt que diminuer les difficultés opératoires... Bientôt tous les dangers seront connus, l'opération sera réglée dans tous ses détails pour toutes les variétés de conditions, et elle pourra se vulgariser. Mais elle n'en est pas encore là... Prenons garde à l'incendie ».

INDICATIONS.

La symphyséotomie trouve son indication principale et presque unique dans les rétrécissements du bassin, quand la mère n'est pas infectée antérieurement et que l'enfant est vivant.

C'est une opération qui a pour but de conserver la vie de l'enfant, sans compromettre aucunement, dit M. Pinard, la vie et la santé de la mère. — Elle doit, dit encore M. Pinard, remplacer l'accouchement prématuré artificiel qui donne une grande mortalité infantile, l'application du forceps et la version dans les rétrécissements, dont la statistique est loin d'être favorable, et supprimer la céphalotripsie et la basiotripsie de l'enfant vivant, ce « massacre des innocents » que nous avons vu prôner avec ardeur par un assez grand nombre de médecins ; enfin elle doit supplanter l'opération césarienne, sauf dans les bassins rétrécis à 5 centimètres et au-dessous.

Nous ne pouvons qu'applaudir à ce retour au respect de la vie de l'enfant, que la religion et la morale ont toujours commandé, et nous sommes heureux de constater que tout le monde en arrive aujourd'hui à cette ligne de conduite que nous avons défendue, de concert avec tous les médecins chrétiens.

En 1881, au Congrès médical international de Londres, nous avons soutenu que, par respect pour la vie de l'enfant et par suite des progrès de la science, l'opération césarienne devait être pratiquée à l'exclusion de l'embryotomie, quand les indications de l'une ou de l'autre existaient.

Aujourd'hui, grâce aux travaux de M. Pinard et à l'ardente campagne qu'il a menée, nous remplacerons l'opération césarienne par la symphyséotomie – ceci ne semble pas faire de doute (1), quoiqu'en réalité la symphyséotomie soit une opération moins facile que la césarienne.

Tout accoucheur doit savoir pratiquer la première de ces opérations, et c'est le devoir du professeur de l'enseigner à ses élèves : aucun n'y faillira désormais, et la nouvelle génération sera élevée dans la technique de cette opération, de manière à pouvoir la pratiquer sans hésitation quand l'indication s'en présentera.

Mais quelles sont les indications de la symphyséotomie — dans les cas de rétrécissements du bassin, le fœtus étant vivant bien entendu ?

Dans tous les livres classiques, ces indications sont examinées suivant que le rétrécissement est constaté : 1° pendant la grossesse ; 2° à terme.

1°. — *Pendant la grossesse.*

Entre 7 et 9 centimètres (déduction faite), tout le monde

---

(1) Les Allemands, qui se sont livrés à la symphyséotomie avec presque autant d'ardeur que M. Pinard, ne semblent pourtant pas de cet avis, et dans la réunion de la Société allemande de Gynécologie (27 mai 1893), où la question a été aussi largement traitée qu'à la Société Obstétricale de France, et où de nouveaux faits ont été apportés qui n'étaient pas compris dans le *Bilan* de M. Varnier, la question de la préférence entre la symphyséotomie et l'opération césarienne a été diversement résolue.— Tandis que Zweifel (de Leipzig) la proclame supérieure à l'opération césarienne. Saenger (de Leipzig), Schauta et Chrobak (de Vienne), Léopold (de Dresde) Olshausen (de Berlin) préfèrent la seconde qui offre plus de facilité pour l'opérateur et autant de sécurité pour la mère. — Léopold, dont l'expérience personnelle est très étendue (10 à 12 opérations, je crois), ajoute même ceci : « A mon avis, la symphyséotomie ne sera jamais une opération courante, à la portée de tous les praticiens. Les dangers qu'elle comporte sont trop grands pour qu'elle soit recommandée ». — (Voir *Semaine médicale*, N° du 3 juin 1893).

enseigne qu'il y a indication à pratiquer l'accouchement prématuré. M. Pinard s'est élevé contre cet enseignement qui a été le sien, il proclame que la grossesse doit être laissée à son cours, pour recourir plus tard à la symphyséotomie. Il se base pour cela sur les résultats peu avantageux au point de vue de l'enfant d'une part, sur les excellents résultats de la symphyséotomie d'autre part. — Mais il faut bien en convenir, la majorité, je dirai presque l'unanimité des membres de la Société Obstétricale de France n'ont pas voulu le suivre : MM. Tarnier, Bar, Budin, Guéniot se sont élevés contre ces conclusions, et pour ma part je m'associe à eux. .

En supposant que la symphyséotomie soit aussi facile et aussi bénigne que le prétendent M. Pinard en France et M. Zueifel en Allemagne, sait-on quelles en seront les conséquences au point de vue des accouchements ultérieurs ? Existe-t-il des cas de symphyséotomie répétés sur la même femme avec succès ? Cette année même, j'ai pratiqué pour la 4e fois chez une, pour la 5e fois chez une autre femme un accouchement prématuré artificiel pour un rétrécissement de 8 cm. 1/2 à 9, et les 9 enfants sont bien vivants et bien portants ! Peut-on raisonnablement espérer le même résultat avec la symphyséotomie ? Trouverait-on des femmes disposées à subir cette série d'opérations sanglantes, alors qu'elles viennent demander elles-mêmes l'accouchement prématuré !

Rien que cette seule considérasion me semble péremptoire, et la cause de l'accouchement prématuré artificiel ne saurait, à mon avis, comme à celui de presque tous les accoucheurs, être touchée par les récents succès de la symphyséotomie. — D'un autre côté, est-il logique de faire courir à la femme les dangers, pour si minimes qu'ils soient, d'une opération sanglante, alors qu'elle a déjà des enfants vivants venus par l'accouchement prématuré artificiel avec ou sans application de forceps, ainsi qu'il en a été publié des observations ?

2º. — *A terme.* — *Pendant le travail.*

Le rétrécissement du bassin qui nécessite l'intervention peut être considéré ici au point de vue de sa limite *minima* et de sa limite *maxima*.

Limite *minima*. — A la Société Obstétricale de France, on ne s'est point occupé de cette question, et, en effet, les bassins très rétrécis sont excessivement rares. — A la Société allemande de Gynécologie, on l'a abordée : Zueifel fixe la limite du rétrécissement à 6 cm. 50, Léopold à 6 cm. Au-dessous de cette limite, l'agrandissement que donne la symphyséotomie n'est pas suffisant pour permettre le passage d'un enfant vivant et même viable, et c'est à l'opération césarienne qu'il faut avoir recours si l'enfant est vivant, à la basiotripsie si l'enfant est mort et que le rétrécissement soit compris entre 6 cm. 50 et 4 c. 50.

Limite *maxima*. — Les Allemands veulent qu'on ne tente pas la symphyséotomie au-dessus de 8 centimètres (promonto-sous-pubien 9 et demi). Telle a été l'opinion ardemment soutenue à Paris par MM. Bar et Budin qui se déclarent partisans au-dessus de cette limite de l'application (répétée s'il y a lieu) du forceps et même de la version. Ainsi entre 6 cm. 50 et 8 cm. (déduction faite) la symphyséotomie est indiquée et sera pratiquée d'emblée, même sans application préalable du forceps. Ceci me semble acquis aujourd'hui, et j'engage les accoucheurs à se conformer à cette ligne de conduite.

Mais M. Pinard et ses élèves, à la suite de leurs premières 19 opérations qui ont été toutes suivies de succès (la 20e a été un revers) soutiennent que cette limite maxima de 8 cm. est trop basse, et que la symphyséotomie doit être également pratiquée d'emblée pour les rétrécissements mesurant entre 8 et 9 cm. (promonto-sous-pubien de 9,50 à 11 cm.); pour si peu que la tête tarde à s'engager et reste flottante au détroit supérieur.

Comme ce sont les rétrécissements les plus fréquents, presque les seuls que l'on observe du moins d'une façon générale, la question est ici d'une importance considérable, et mériterait d'être résolue nettement, catégoriquement. Peut-elle l'être aujourd'hui ? J'en doute, malgré toutes les pièces apportées au procès par MM. Pinard et Varnier.

Ceux-ci ont en vue la conservation de la vie de l'enfant, et, je le répète, nous ne pouvons qu'applaudir chaleureusement à leurs efforts. Les statistiques qu'ils apportent semblent concluantes à cet égard : en effet, la symphyséotomie donne un plus grand nombre d'enfants vivants que les autres procédés d'intervention (forceps et version). D'un autre côté cette opération est facile, et presque aussi innocente pour la mère que les autres interventions obstétricales.

Si nous acceptons la première de ces données (il est vrai qu'elle doit être d'un très grand poids à notre point de vue), nous ne saurions accepter avec autant de facilité la seconde. — L'apprentissage est aujourd'hui suffisant, dit M. Varnier. — Oui sans doute pour M. Pinard et ses élèves ; non certainement pour l'immense majorité des praticiens et nous n'avons pas été peu étonné en lisant que Léopold (de Dresde) et Schauta (de Vienne) dont les symphyséotomies égalent et surpassent celles de M. Pinard, s'accordent à considérer cette opération comme souvent difficile et dangereuse, et redoutent sa généralisation bien plus qu'ils ne la prônent.

L'avenir modifiera-t-il cet état ? *That is the question.* — « Du reste, concluerons-nous avec M. Pinard, il est inutile de continuer à discuter. Je crois que l'avenir est maintenant aux résultats et non aux raisonnements : dans deux ans, dans trois ans, on verra là où est la vérité... »

Toutefois, il me paraît utile de résumer l'état actuel de la question par les conclusions suivantes :

1° La symphyséotomie est rentrée aujourd'hui dans le domaine de l'obstétrique : elle a sa place et doit avoir sa description à côté des autres opérations obstétricales ;

2° Elle ne doit point supplanter l'accouchement prématuré artificiel pour les rétrécissements constatés pendant le cours de la grossesse ;

3° Pendant le travail, elle sera pratiquée d'emblée pour les rétrécissements compris entre 8 et 6 centimètres ;

4° Pour les rétrécissements au-dessus de 8 centimètres, elle ne devra être pratiquée que pour terminer un accouchement impossible par la version ou le forceps ;

5° Elle pourra être combinée avec l'accouchement prématuré artificiel pour les rétrécissements de 7 à 6 centimètres, et avec le forceps dans la plupart des autres cas.

Lille Imp. L. Danel.

www.ingramcontent.com/pod-product-compliance
Ingram Content Group UK Ltd.
Pitfield, Milton Keynes, MK11 3LW, UK
UKHW021723130726
13696UKWH00006B/2504